Bulard.

T$_c^{50}$
14

PROJET

DE RÉFORME SANITAIRE

PRÉSENTÉ

à M. le Ministre du Commerce et de l'Agriculture,

le 5 août 1839,

PAR A.-F. BULARD, DE MÉRU,

Chargé de mission par le gouvernement français pour l'observation de la peste
dans toutes les parties de l'empire ottoman, pendant les années 1837 et 1838 ;
membre de plusieurs académies et chevalier de plusieurs ordres, etc.

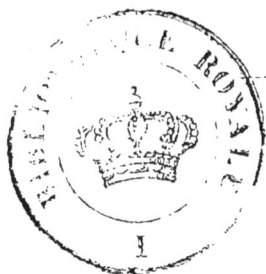

PARIS

FÉLIX LOCQUIN ET COMP.,

IMPRIMEURS ET FONDEURS EN CARACTÈRES,

16, RUE N.-D.-DES-VICTOIRES.

—

1839

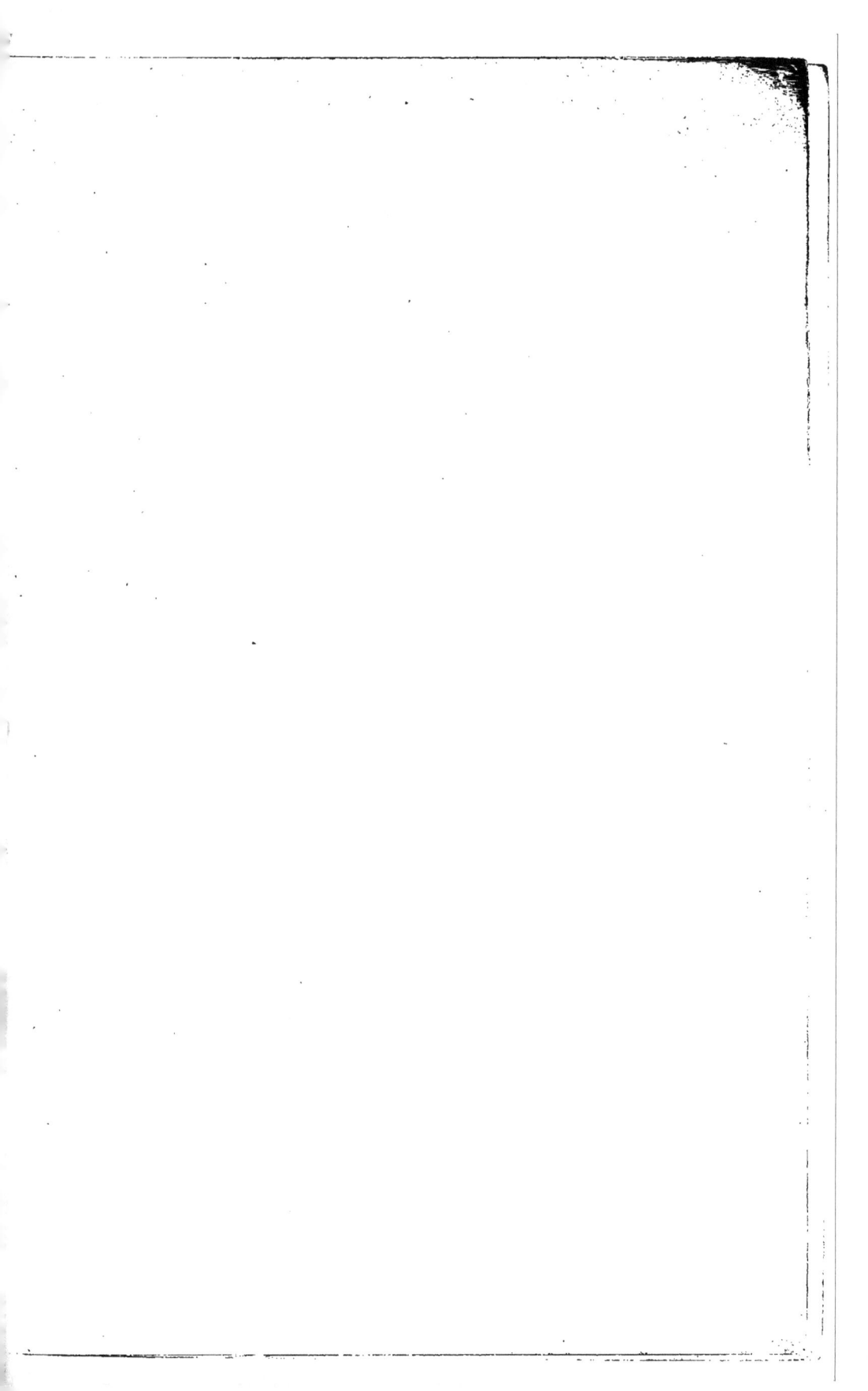

PROJET

DE

RÉFORME SANITAIRE

Présenté

A M. LE MINISTRE DU COMMERCE ET DE L'AGRICULTURE,

LE 5 AOUT 1839,

PAR A.-F. BULARD, DE MÉRU,

Chargé de mission par le gouvernement français pour l'observation de la peste dans toutes les localités de l'empire ottoman, pendant les années 1837 et 1838 ; membre de plusieurs Académies et chevalier de plusieurs ordres, etc.

> Les bateaux à vapeur sont des chemins qui marchent ; les quarantaines en sont la machine de recul.

L'état actuel des établissements sanitaires est véritablement pénible à examiner, tant sous le rapport des pratiques variées qui y sont en vigueur, que sous celui du temps d'expectation qui y est exigé ; partout et en tout il y a désharmonie complète, j'ai presque dit contradiction, entre cet état de choses et l'observation, entre la réalité du danger et les moyens employés pour le repousser ou l'anéantir.

A Orsova, limitrophe de la Turquie, et point de jonction des frontières d'Autriche, de Valachie et de Servie, on fait *dix jours seulement de quarantaine, et sans aucun désinfectant*; à Odessa, qui n'est qu'à trois jours de Constantinople, quatorze jours de quarantaine, fumigations de chlore et *spolio*; en Valachie, quatorze jours, avec fumigations de soufre; en Egypte, sept jours; d'Alger en France, sept jours; en Grèce, quinze jours; tandis qu'à Malte et dans les autres ports européens de la Méditerranée et de l'Océan, *distants de Constantinople de cinq jours à deux mois, on exige de vingt-un à quatre-vingt-dix jours de quarantaine*, avec des pratiques plus ou moins empiriques, plus ou moins ridicules, qui ne blessent pas moins la science et le bon sens que les intérêts matériels de tous les peuples.

Et pourtant, sur quoi tout cet échafaudage de précautions est-il basé? Où sont les faits d'observation directe, les résultats d'expérience et les autorités qui justifient la nature, l'étendue et la sévérité de ces précautions? On est obligé d'avouer en rougissant qu'il n'y a pour base de tout ce système sanitaire qu'une hypothèse qu'on ne s'est jamais donné la peine de vérifier, et quelques époques historiques si reculées, qu'il est bien permis, tout en reconnaissant les faits, d'en contester la cause.

Depuis quelques années seulement, les réclamations se sont élevées, nombreuses et unanimes, des différents points de l'Europe, et force fut alors aux législateurs de les entendre et de chercher à y faire droit. Quelques légers changements ont donc été apportés dans les entraves des relations avec l'Orient, mais moins par le fait d'une conviction acquise, que pour céder en quelque sorte à un besoin et à une importunité du moment, car on serait fort embarrassé de dire sur quelles considérations ils ont été effectués. Aujourd'hui une réforme complète semble devoir définitivement s'accomplir, et tout annonce que c'est par la voie rationnelle qu'on y procédera.

Un des premiers, nous avons essayé de fixer l'attention de l'Europe sur cette grande question économico-politique par la position exceptionnelle dans laquelle nous nous sommes placé, et par les matériaux que nous avons déjà livrés à la publicité ; nous y revenons encore maintenant avec plus de persistance que jamais ; car plus que jamais aussi la nécessité de la résoudre devient pressante par la nature des événements politiques et le caractère nouveau d'actualité qu'ils impriment à tout ce qui tend à rapprocher l'Asie de l'Europe.

La navigation à vapeur a déjà résolu ce grand problème. Quelle révolution n'a-t-elle pas produite dans toutes ces localités, naguère encore si éloignées de l'Europe ! Smyrne, Constantinople et Alexandrie sont presque aussi près de Marseille que Marseille de Paris ; chaque semaine, plusieurs pyroscaphes viennent apporter à l'Europe le bulletin de la semaine précédente ;

chaque jour, la presse enregistre les bienfaits de ce
mode de communication qui réalise si bien et si vite
cette prophétie de Napoléon : *Un jour la Méditerranée sera un lac français.* Avant l'admirable découverte
de Fulton, au contraire, le mouvement européen n'é-
tait pas même soupçonné en Orient ; ses ondulations
expiraient au milieu de la Méditerranée, ou si elles ar-
rivaient jusque sur la plage, c'était après trois mois
d'impulsion, si lentes et si affaiblies que leur effet n'était
plus que celui d'un *boulet mort.*

Mais si tels sont en effet les avantages qui découlent
de la brièveté actuelle du trajet d'Occident en Orient ;
il n'en est pas de même dans le retour d'Orient en Occident.

Tous ces avantages sont presque complètement
anéantis par le temps d'expectation que sont obligées
de subir toutes les provenances des pays qui donnent
la peste, à la barrière sanitaire de tous les états européens. Par le retard que cette expectation apporte dans
le débarquement, les marchandises perdent donc déjà
de leur valeur d'à propos, et si à cette première perte
on ajoute celle que déterminent dans leur valeur absolue ou intrinsèque les manipulations ou les pratiques
sanitaires dont elles sont l'objet, on aura la complète
expression de la vérité sur l'incompatibilité du système
sanitaire actuel avec la multiplicité toujours croissante
des arrivages et sur la nécessité d'y remédier.

C'est pénétré de cette conviction et en devançant
pour ainsi dire la voix des événements que depuis long-

temps déjà nous avons conçu l'idée d'un congrès sanitaire européen comme offrant dans sa réalisation, le
moyen le plus sûr et le plus court pour arriver à vaincre
les obstacles qui s'opposent à la complète jouissance
des bienfaits de la navigation moderne, et à ce que
nous puissions dire avec une entière vérité : *Les ba-
teaux à vapeur sont des chemins qui marchent.*

Mais pour que cette réunion atteigne sûrement un
but utilitaire, il ne faudrait point qu'elle entrât dans
une discussion complexe qui comprendrait en même
temps ou la fièvre jaune, ou le choléra, ou d'autres
maladies qui passent pour contagieuses ; car le seul
caractère par lequel ces diverses maladies se rappro-
chent n'est pas suffisant pour autoriser une discussion
générale. La fièvre jaune et le choléra doivent être
écartés, quant à présent, et la peste *seule* doit être le
but du congrès, s'il a lieu.

En cela, notre opinion est fondée en tous points. Si,
en effet, ces deux maladies sont remises en question,
il arrivera indubitablement ce qui est arrivé dans l'in-
terminable et interminée discussion de l'Académie
royale de médecine de Paris, sur la fièvre jaune, où la
clôture a été motivée par une sorte de non lieu. Car,
aujourd'hui, l'histoire médicale et administrative de
cette maladie n'est pas et ne peut pas être plus avancée
qu'il y a dix ans, puisque de nouvelles recherches dé-
cisives n'ont point été entreprises. On ne pourrait
donc partir que d'une hypothèse, de faits positifs et de

faits négatifs, de la contagion et de la non contagion ;
en un mot *du doute*, comme toujours.

Il est donc de première importance de traiter isolé-
ment de la *législation appliquée à la peste ;* c'est là
le champ clos dans lequel il nous paraît logique de se
renfermer, et quand ce premier point aura été fixé, il
en est un second, non moins important, à déterminer,
c'est *l'ordre de la discussion*.

Traiter la question administrative avant la question
scientifique serait un non-sens, une contradiction ma-
nifeste. C'est cette faute grave qui a été la principale
raison pour laquelle une conclusion définitive n'a pu
être prise relativement à la fièvre jaune par l'Académie
en 1828 ; malgré les efforts louables, quoique exagé-
rés dans leur esprit, de M. le docteur Chervin. A cette
époque, cette savante compagnie a déclaré que la nature des matériaux à sa disposition ne permettait pas
de traiter la partie scientifique de la question, et a pro-
clamé ce principe : « *Que la partie administrative
n'était que la conséquence de la partie scientifique.* »
Il est donc irrationnel et même impossible de s'occuper
de la première avant la seconde. En effet, une disposition législative ne peut se baser que sur la connaissance parfaite du fait auquel elle s'applique : *Le point
de fait avant le point de droit ;* car si le fait est ob-
scur, mal défini, mal interprété, docile à mille contro-
verses, niable ou faux, la législation qu'il motive sera
forcément tout cela. Et au moment où nous parlons, le

système sanitaire qui nous régit ne vient-il pas en
preuve de notre opinion !

Avant de toucher à ce qui existe, avant même de
s'arrêter le moindrement à la partie économique de
l'histoire de la peste, il est de toute méthode, de toute
obligation, de toute logique, de juger d'abord la question scientifique, d'élucider, nous le répétons, le point
de fait. Car il n'en est pas de la peste comme de la
fièvre jaune, son histoire matérielle est assez faite pour
servir de base à une loi immuable et définitivement
tracée.

Après avoir procédé ainsi, c'est alors et seulement
alors qu'on pourra apporter avec connaissance de cause
des modifications définitives au système sanitaire des
puissances maritimes et aux idées qu'on s'est faites en
Europe sur le véritable génie du fléau de l'Orient.
Vouloir agir en sens inverse, vouloir détruire ce qui
est, avant de savoir ce qu'on mettra à la place, serait
d'un illogisme que nous ne saurions trop faire ressortir;
car les conséquences d'une telle conduite serait nécessairement un nouveau code sanitaire tout aussi exagéré ou insuffisant dans son application, tout aussi
empirique dans son esprit et ridicule dans sa forme
que celui qu'on veut réformer, puisque ce ne serait pas
sur le corps même des faits qu'il s'appuierait.

Pourtant telle est la ligne que le gouvernement
semble vouloir suivre. « Dans la réunion projetée, dit-
» il, et qui a déjà été l'objet de négociations avec les

» états du littoral de la Méditerranée, on ne s'occupe-
» rait point de questions médicales. Le seul but serait
» de faire cesser les anomalies, les discordances, qui ont
» lieu dans l'application des règles du système sanitaire
» admis en France et en Italie. Or, il est évident,
» ajoute-t-il, qu'on peut s'entendre sur ces différents
» points sans avoir aucune idée arrêtée sur le mode de
» propagation des maladies réputées contagieuses ; on
» n'a autre chose à faire pour cela, que d'interroger
» *l'expérience historique*. Car si l'ensemble de cer-
» taines précautions a suffi pendant un long laps de
» temps pour repousser les maladies contagieuses,
» d'un lieu donné, on devra conclure que tout ce qui
» dépasse cette juste mesure n'est que rigueur gra-
» tuite. »

D'après les vues du gouvernement, le système sanitaire actuel serait donc conservé, on se bornerait seulement à harmonier son application dans les différents
lazarets européens, et pour cela, dit-on, l'expérience
historique suffit.

Mais en agissant ainsi on fera justement le contraire
de ce que réclament également les intérêts matériels
du commerce et la saine expérience. En maintenant le
système actuel et lui donnant plus de force en le régu-
larisant, on perpétue des pratiques sanitaires empiriques et absurdes, et au lieu d'amoindrir les nombreux
dommages inhérents à l'administration en vigueur, on
ne fera que les fortifier.

Harmonier les règles sanitaires existantes, c'est

harmonier un abus, c'est aller contre tous les intérêts qu'elles blessent, c'est méconnaître la véritable nature de la réforme que sollicitent les nouvelles communications maritimes, et les nouveaux besoins des transactions commerciales.

La véritable et la seule question à résoudre, c'est *la diminution du temps d'expectation et une méthode rationnelle de désinfection.*

Or, de quel secours peut être l'expérience historique dans la solution de l'une et de l'autre partie de cette question ? Dans un travail de cette nature, il faut un point de départ que l'expérience historique n'indique pas et ne peut pas indiquer. Car, si elle prouve que l'ensemble des précautions suivies pendant un long laps de temps, a repoussé les maladies contagieuses, elle ne peut prouver que cela ; elle ne répond pas à l'objection soulevée par tout le monde aujourd'hui, à savoir : que l'ensemble de ces précautions est exagéré et irrationnel, qu'il dépasse toute *juste mesure*, et que dans la plus grande partie de leurs détails les pratiques sanitaires ne sont que *rigueur gratuite.* L'expérience historique ne peut être invoquée que pour la sanction d'un fait accompli, mais elle est sans valeur dans l'appréciation d'un fait à produire. Or, c'est précisément ce dont il s'agit ici ; c'est tout un nouveau système à mettre à la place de celui qui existe, et l'expérience pratique spéciale, est surtout celle dont la compétence ne saurait être déclinée ; et contradictoirement avec son raisonnement, le gouvernement français le

proclame par ses actes, par *la question médicale*
adressée à tous ses agents dans les différentes Echelles
du Levant, et dans laquelle il demande *l'opinion des*
médecins du pays et des personnes éclairées sur la
durée de l'incubation de la peste, sur son importa-
tion par telles ou telles marchandises, par des
hardes et objets quelconques.

En résumé, *diminuer la durée des quarantaines*
et simplifier les moyens de désinfection, tel est tout
le problème à résoudre, quant à présent, et tel est
aussi le double but que nous nous efforçons de rem-
plir, dans la persistance que nous mettons à faire pré-
valoir les idées qui nous sont propres sur le principe
de la peste et sur le moyen d'en neutraliser les effets.

Dix jours de quarantaine pour les personnes, et
vingt - quatre à quarante - huit heures pour les
choses, sont les seules conditions de temps que l'observation attentive et constante des faits, que l'expérience pratique indique comme *juste mesure* et comme
répondant dans tous les cas à toutes les raisons de
sécurité pour lesquelles des lazarets ont été élevés aux
frontières des pays sains.

Quant aux procédés de désinfection, suivis partout,
nous les condamnons tous, comme empiriques, coûteux,
et susceptibles, dans certains cas, de détériorer les
matières qui y sont soumises. La *chaleur seule* doit
être désormais appliquée à la purification des provenances de l'Orient, comme nous l'avons déjà dit à l'ar-

ticle *Désinfection* du chapitre *Prophylactique* (page
160 et suivantes de notre travail sur la peste).

Par cette réforme radicale et rationnelle seront véritablement harmoniés les intérêts des contrées élec-
tives de la peste et de celles qui en sont garanties. Par
là encore l'Orient et l'Occident seront définitivement
appelés à une communion franche et entière. Mais
pour que la réalisation de fait des bienfaits déduits de
cette innovation soit promptement et sûrement acquise,
c'est à l'Europe toute entière qu'il faut en appeler, dans
un congrès dont la haute mission sera de vérifier, par
la voie des corps savants, tout ce qu'il y a de réel ou
d'imaginaire dans le projet que nous avons conçu, et
que nous livrons sans restriction à l'examen de qui de
droit.

La méthode que nous proposons se compose de l'i-
solement et de la désinfection.

A. *Isolement.*

Jamais la peste ne se développe spontanément, à la
manière épidémique; jamais, au plus terrible de ses
ravages, un seul accident n'a pu, en Orient, être
évoqué d'une habitation européenne sous quarantaine
vraie.

*Si les pestiférés et les objets à leur usage sont com-
plétement isolés, le principe pestilentiel reste limité
à ses premiers ravages.*

Si des individus sains se trouvent dans des condi-
tions de contact avec des pestiférés ou avec des per-
sonnes, ou avec des choses soupçonnées de l'être, ils
peuvent être attaqués de peste, mais pas nécessaire-
ment.

Si des individus sains se tiennent en dehors de la
sphère d'activité des pestiférés, de leur contact et de
celui des objets à leur usage, ils sont nécessairement
préservés de peste.

Dans ces trois propositions, l'isolement est la loi
absolue; puis les pratiques sanitaires qui lui sont accessoires varient dans leur nature et dans leur application, comme nous le verrons tout à l'heure dans
l'exposé des détails pratiques qui constituent la *désin-*
fection.

B. *Désinfection.*

La responsabilité d'une innovation et la sage pensée
de défiance qu'elle inspire toujours; l'antique et pro-
fonde ornière de la routine et l'entêtement aveugle du
préjugé sont autant de raisons, bonnes ou mauvaises,
pour lesquelles, depuis le siècle dernier, cette partie
de l'administration publique est restée stationnaire,
absurde, et nous dirions même ridicule, si la prudence
ne paraissait pas avoir dominé tout autre sentiment dans
l'espèce de vénération dont elle est l'objet.

Moins pusillanime que nos contemporains, quoique

animé de la même conviction, et fort de notre compétence exceptionnelle, nous oserons porter une main sacrilège sur ce monument de leur culte et essayer d'en renouveler les bases.

Tous les procédés de désinfection successivement préconisés, rejetés ou repris, sont empiriques ; *la panacée des miasmatistes, le chlore et ses dérivés ; les acides sulfureux, acétique, hydrochlorique et nitrique ; les fumigations aromatiques de bois résineux, de camphre, de cannelle, de bois d'aloès, de genièvre, de poivre, de lavande, de romarin, de sauge et les trois parfums du lazaret de Marseille, etc. ;* tous ces moyens sont empiriques et inutiles, car s'ils agissent réellement, ce n'est que par la somme de chaleur et d'humidité qui accompagne le dégagement de leurs principes volatils. Mieux vaut donc les rejeter tous, et recourir seulement à l'eau et à la chaleur, s'il peut être prouvé que ces deux conditions, isolées ou réunies, sont, en effet, le désinfectant par excellence, le *spécifique extérieur* du principe pestilentiel.

Pour nous, nous le croyons, et notre foi repose sur les faits qui constituent les propositions qui suivent :

Première proposition : *Toutes les fois que la température atmosphérique se maintient à un certain degré pendant plusieurs jours, la peste s'éteint spontanément.*

Deuxième proposition : *Toutes les fois que des ef-*

fets pestiférés sont immergés dans l'eau assez de temps pour être complètement pénétrés par ce liquide, ils perdent la propriété de transmettre le principe de la maladie.

De ces deux propositions, nous avons naturellement déduit deux procédés de désinfection.

a. Par la température artificielle.

b. Par l'immersion.

a. *Température artificielle.*

Si nous consultons les descriptions des principales pestes qui ont ravagé l'Europe, nous voyons que c'est toujours sous l'influence d'une température extrême, élevée ou basse, chaude ou froide, mais maintenue égale pendant plusieurs jours, que le fléau s'est spontanément éteint. Les résultats de nos propres observations viennent en outre confirmer cette vérité; soit au Caire, soit à Smyrne, soit à Constantinople, dans ces différentes localités nous avons constamment vu la maladie s'arrêter, puis s'éteindre rapidement, toujours aux mêmes époques, pour chacun de ces milieux, c'est à dire aussitôt que la température, élevée à 26 ou 28° R., s'y est soutenue pendant six à huit jours. A Moscou et à Londres, c'est par un abaissement thermométrique

proportionnel à cette élévation que le même phénomène d'extinction s'est spontanément exprimé. Ce sont
là d'ailleurs des faits du domaine de l'observation générale et que tout le monde a pu ou peut vérifier
comme nous.

Nous le répétons, c'est à cette seule qualité de l'atmosphère, la chaleur ou le froid, qu'il faut attribuer
l'extinction de la peste, parce qu'elle seule, à la cessa-
tion des ravages pestilentiels, se retrouve toujours
constante et identique, et de même que nous avons
démontré que des températures moyennes ou intermé-
diaires provoquent les causes prédisposantes de la
peste, de même nous soutenons ici avec la même conviction que les températures extrêmes sont les seules
causes déterminantes de son extinction, et que les
autres conditions spéciales ou accidentelles qui modi-
fient les climats sont sans aucune puissance sur ce ré-
sultat, parce que jamais ni l'élévation plus ou moins
grande du sol, ni l'inclinaison, ni la nature du terrain,
ni la direction des vents, ni l'état électrique de l'air, ni
aucun phénomène météorique apparent n'ont, en aucune manière ni dans aucun cas, entravé ou accéléré,
accru ou diminué la somme des accidents.

C'est donc à une cause purement astronomique que
l'extinction spontanée doit être définitivement rappor-
tée; c'est lorsque les rayons solaires sont les plus
obliques ou les plus perpendiculaires, que les jours sont
les plus longs et les plus courts, que le soleil reste le
plus ou le moins de temps sur l'horizon, en deux mots,

2

c'est lorsqu'il fait une extrême chaleur ou un extrême froid, que la peste perd ses éléments d'activité et s'éteint.

Produisons artificiellement ces conditions, et le problème de la désinfection par la méthode rationnelle sera résolu.

Pour cela, il ne s'agit que d'établir une température factice, chaude ou froide; mais comme les procédés de production du froid sont limités, difficiles et dispendieux, nous nous bornerons à l'emploi de la chaleur.

Dans une atmosphère circonscrite depuis celle d'une boîte, d'une malle, d'un cabinet, d'une chambre, du plus étroit parfumoir jusqu'à celle de la plus vaste salle, depuis quelques pouces jusqu'à quelques centaines de mètres cubes d'air, dans tous les cas, une température artificielle peut toujours être facilement produite, graduée. Elle devra être différente pour les personnes et pour les choses, et les pratiques accessoires ainsi que les dispositions intérieures du local varieront également selon qu'elles s'appliqueront aux *maisons particulières* ou à des *établissements sanitaires*.

Dans les établissements sanitaires, soit dans les lazarets placés aux frontières des états européens, soit dans les lazarets d'une contrée, d'une province, d'une ville pestiférée, il sera élevé deux pavillons au moins, qui seront spécialement affectés, l'un à la désinfection des personnes, l'autre à celle des choses, et la tem-

pérature intérieure en sera préparée à l'aide d'un calo-
rifère.

Pour les personnes, la température devra être flot-
tante entre 27 et 30° R. La durée de l'épreuve sera,
dans tous les cas, de deux ou trois heures, répétée tous
les jours ou tous les deux jours, pendant six à huit
jours. Avant d'entrer dans cette sorte d'étuve sèche,
les passagers passeront par un vestiaire, ils abandonne-
ront leurs effets pour revêtir ceux de l'établissement,
ou d'autres à eux appartenant, mais préalablement pu-
rifiés. Après cette opération sévèrement suivie, deux ou
trois jours d'expectation pourront encore être exigés,
mais nous considérons cette précaution comme complètement inutile.

Pour les choses, la température pourra monter du
35 au 60° R., selon la nature des matières et leur
plus ou moins grande susceptibilité. La durée de l'o-
pération sera subordonnée à l'élévation de la température.

Si les matières sont d'un genre très susceptible et
de nature à supporter un haut degré de chaleur, elles
resteront *vingt-quatre ou quarante-huit heures*.

Pour les autres choses susceptibles ou altérables en
moins, elles resteront de *un à huit jours*. Un tableau
indiquera, par ordre de susceptibilité et d'altération,
leur nomenclature et le temps d'épreuve.

En général, à part leur plus ou moins grande susceptibilité, les matières séjourneront d'autant moins de
temps, qu'elles seront plus conductrices de la chaleur

et qu'elles présenteront plus de surface. Si le coton, par exemple, qui est une des substances les plus susceptibles, peut être facilement pénétré par la chaleur, nous n'hésitons pas à affirmer que douze heures d'une température de 35 à 50° R. suffiront toujours à son entière purification.

Dans ces sortes de *laconicum*, il est urgent d'être constamment à même de pouvoir noter la composition de l'atmosphère intérieure son état hygrométrique et sa température. Pour cela, chaque établissement sera pourvu d'un eudiomètre, d'un hygromètre et d'un thermomètre.

Pour les maisons particulières, les mêmes conditions de température seraient établies de la même manière et pendant le même temps. Seulement les calorifères seraient des poêles ordinaires dont le chauffage serait constamment entretenu pendant le temps voulu, et un thermomètre en régulariserait la chaleur.

b. *Immersion*.

De toutes les pratiques suivies dans le Levant pour purger les objets pestiférés ou soupçonnés de l'être, l'*immersion* est la plus répandue. Partout elle s'applique à tout ce qui est susceptible de supporter ce mode de purification; substances animales, végétales,

minérales; monnaies, bijoux, vaisselle, linge, vêtements, comestibles, viandes, légumes, fruits, etc.,
tout est passé à l'eau et y séjourne une ou plusieurs
heures. Chaque maison a son vase à immersion et sa
boîte à parfums, sa piscine et son étuve.

A ces faits généraux nous pouvons en ajouter de
particuliers, non moins importants à connaître et non
moins justificatifs des résultats de l'immersion.

La peste du Caire était à peine éteinte, puisque nous
tenions encore en observation soixante convalescents
de peste dans l'hôpital de l'Ézbékiéh, que déjà les
mêmes lits, le même linge, les mêmes chemises, les
mêmes caleçons et les mêmes couvertures qui avaient
servi pendant six mois à deux ou trois mille pestiférés,
étaient affectés, dans le même établissement, au service général des fiévreux, des blessés, des ophthal-
miques, des dysentériques, des vénériens, sans avoir
subi d'autre purification que celle d'un simple lavage à
l'eau, sans addition d'alcali ni de savon.

Nous même, une première fois pendant six mois;
une seconde fois pendant cinquante jours, et une troi-
sième pendant deux mois, quand nous avons eu à faire
blanchir notre linge, nous l'avons donné à des laveuses
du dehors et nous n'avons jamais pris d'autre soin que
celui de le livrer dans l'eau; il y séjournait *une heure*
et était ensuite pressé par les laveuses sans que jamais
aucun accident ne soit survenu, et pourtant, là se trouvaient des tabliers de service imprégnés et presque en-

tièrement recouverts de pus de bubons, de sérosité de charbons et de sang de pestiférés.

En résumé, l'opinion de l'innocuité après l'immersion est tellement répandue, tellement générale parmi les Européens qui habitent le Levant depuis longues années, que beaucoup d'entre eux revêtiraient des effets de pestiférés, qui auraient été préalablement plongés dans l'eau, pendant quelques heures, sans croire pour cela consommer un grand acte de courage. M. le secrétaire perpétuel de l'Académie royale de médecine, lui-même, peut attester l'exactitude de cette assertion s'il veut bien se rappeler les nombreuses personnes au nombre desquelles étaient MM. Grassi, Frias, Morpurgo, Rigaud, Rubio, qui lui proposèrent de revêtir elles-mêmes des chemises de pestiférés autant qu'il en exigerait, pourvu que ces chemises eussent subi *une* seule heure d'immersion dans l'eau ordinaire.

Ainsi, ces deux moyens, la *chaleur artificielle* dans une atmosphère close et l'immersion dans l'eau simple, constituent, réunis, toute la méthode prophylactique rationnellement applicable aux individus et aux effets soupçonnés de recéler le principe pestilentiel.

Tous ces détails de notre méthode se trouvaient déjà depuis longtemps insérés dans le journal *La Peste*, que nous publiions à Constantinople, quand, l'année dernière, à propos des instructions à donner à la commission scientifique des possessions françaises en Afrique, M. Arago attira l'attention de l'Académie des sciences sur les travaux de feu Williams Henry, relatifs à l'action de la chaleur sur les principes contagieux, dont elle neutralise la propriété de transmission. Guidé par cette citation de M. Arago, nous avons trouvé dans les Annales de philosophie les expériences du célèbre chimiste anglais, qui se résument dans les conclusions suivantes :

Une température de 180° F. n'altère ni le coton ni les tissus qui servent à la confection des vêtements.

Une température de 212° détruit la propriété contagieuse de la vaccine et du virus variolique.

En raisonnant par analogie, ce chimiste suppose qu'une haute température peut agir de la même manière sur d'autres principes contagieux.

Cette hypothèse se trouve transformée en fait aujourd'hui par les nombreuses observations que nous avons recueillies, et qui servent de point de départ à notre méthode.

Nous soutenons, en outre, que la chaleur, par la propriété qu'elle possède de se mettre uniformément en rapport avec toutes les parties d'un même tout, accomplit le phénomène de la désinfection plus sûrement et plus vite que les gaz, car ceux-ci, par leur qualité pondérable et selon leur plus ou moins grande densité, ne pénètrent toujours qu'imparfaitement les corps ou les substances soumis à leur influence.

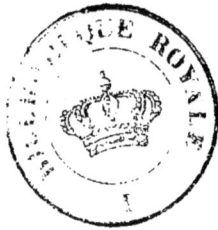

www.ingramcontent.com/pod-product-compliance
Lightning Source LLC
Chambersburg PA
CBHW060457200326
41520CB00017B/4819